**ConnectDoor -
Zugang zu meinem Human-Architekten**

Die große Liebe meines Lebens

Inge Friedrich

Bibliografische Information der Deutschen Nationalbibliothek
Die Deutsche Nationalbibliothek verzeichnet diese Publikation
in der Deutschen Nationalbibliografie, detaillierte
bibliografische Daten sind im Internet über http://dnb.dnb.de
abrufbar.

© 2016 Inge Friedrich

Herstellung und Verlag

BoD – Books on Demand, Norderstedt

ISBN 978-3-7412-0540-8

MIX
Papier aus verantwortungsvollen Quellen
Paper from responsible sources
FSC® C105338

Vorwort

So sitzt er schon mein Leben lang da hinten und ich merk´s noch nicht einmal!
Jeder Mensch hat dieses unglaubliche Etwas im Hinterkopf.
Was ich damit meine??? Tausende von Fragezeichen sehe ich jetzt hier herumschwirren!

Der Humanarchitekt ist einfach so in jedem Kopf im Kleinhirn. Er passt auf, dass uns nicht das Dumme passiert, was wir denken und sagen und steuert so manches in unserem Körper.

Er sitzt da und wartet, dass wir ihm Befehle geben. Wie soll das gehen? Er spricht eine ganz andere Sprache als wir.

Ich hatte das große Glück, diese hermetische Sprache lernen zu können und nun ist der Humanarchitekt die größte Liebe meines Lebens.
Wir kommunizieren täglich und er lässt unglaubliche Dinge geschehen.

Dieses Buch widme ich, mit einem von Herzen kommenden Dankeschön, dem Menschen, der mir beibrachte, mit meinem eigenen Humanarchitekten und mit dem anderer Lebewesen zu interagieren.

Inhaltsverzeichnis

Wie alles begann	9
Der rote Faden	13
Cobimax	17
Mein Humanarchitekt	21
Spannende Fragen	27
Ein Schwank aus meinem Leben	31
Zufall	37
Angst und Panik	39
Destruktive Gedanken	43
Blickwinkel	47
Hokuspokus-Erlebnis	49
Aufklärung	51
Ich und Wir	53
Entscheidung	55
Der Zauberer Cobi Maximus	57
Buchempfehlungen und Kontakt	59
Die Autorin	61

Wie alles begann

Meine esoterische oder spirituelle Laufbahn begann mit einem Rosenquarz und zahlreiche Seminare und Workshops mit energetischen Heilmethoden folgten.
Eine Freundin schenkte mir ein kleines Herz aus Rosenquarz, das mich in seinen Bann zog. Andere Steine fielen mir auf und ich bemerkte, dass sie irgendwelche Bereiche in den Menschen ansprachen. Zu der Zeit war mein Hobby die Malerei und ich verband nun die Steinmusterungen mit meinen Bildern. Als Blickfang in den Bildern setzte ich Halbedelsteine ein, passend zu dem jeweiligen Bildthema.

Selbige Freundin gab mir ein Bild in Auftrag. Und nun reihte sich eine Begebenheit an die andere, wie sie bemerkenswerter nicht hätten sein können.

Als Kind beschäftigte mich eine Sache: Jeden Abend, wenn mich meine Mutter ins Bett brachte, fragte ich: „Wieso guck ich, ausgerechnet ich, aus mir heraus???"
Ich brachte mit dieser Frage meine Mutter an den Rand der Verzweiflung, denn sie hatte keine Antwort darauf. Sie wusste nicht, was ich damit meinte. Manchmal kamen ihr die Tränen und irgendwann hörte ich auf, diese Frage zu stellen.

Kann es sein, dass ich mehr bin als nur mein Körper?
Kann es sein, dass in diesem Körper ein Wesen steckt, das diesen Körper als Wohnung, als Fahrzeug benutzt?
Wer oder was bin ich?
Diese Frage begleitete mich durch mein ganzes Leben.

Der Alltag als Teenager, Ehefrau und Mutter verdrängte zeitweise diesen Gedanken und er war nicht mehr vordergründig.

Ich beschäftigte mich mit esoterischer und spiritueller Literatur und habe hier einige, mir wichtige Dinge aufgeschrieben.

Esoterik, was ist das?

Die meisten Menschen verbinden das Wort Esoterik mit Räucherstäbchen, Tarot, Meditationen und ähnlichen Dingen. Esoterik heißt Geheimlehre. Die Geheimlehre beinhaltet altes Wissen über Weltanschauungen, Gedankenrichtungen und alle spirituellen Lehren, letztendlich Schritte der persönlichen Weiterentwicklung. Sie wurde im alten Ägypten und Griechenland nur mündlich weitergegeben. Das Kybalion beschreibt sieben hermetische Prinzipien, universelle Weisheiten. Auf einige dieser Prinzipien gehe ich in meinen Geschichten ein.

Spiritualität, was ist das?

Immer mehr Menschen entwickeln derzeit eine Einstellung mit der Frage nach dem Sinn und der Bedeutung des Lebens und sind auf der Suche nach Antworten über ihren „göttlichen" Ursprung. In diesen Zusammenhang fällt auch der Begriff Spiritualität, der ebenso eine Verbundenheit mit anderen und mit der Natur bezeichnet. Aus diesem Bewusstsein heraus bemühen sich die Menschen um die konkrete Verwirklichung verschiedener Erfahrungen oder Einsichten westlicher und östlicher Lehren im Sinne einer individuellen ethischen Lebensweise, die durchaus auch nicht-konfessionell sein kann.

Meistens führt eine Erkrankung oder eine „schicksalhafte Krise" dazu, dass Menschen darüber nachdenken, was ihnen in ihrem Leben wirklich wichtig ist und sie sich wieder mehr mit sich selbst auseinandersetzen und die Frage nach dem Bezugshorizont im Leben, nach Sinn, Halt und Ausblick oder nach vertrauensvoller Geborgenheit stellen.

Dies hat unmittelbare Auswirkungen auf die Lebensführung und auf die Beziehungen im Umfeld. Sobald sie beginnen, das Leben mit anderen Augen zu betrachten als die meisten anderen Menschen, verändert sich einiges. Manche Menschen verstehen sie nicht mehr und ziehen sich zurück. Sie treffen auf neue Menschen, die diese neuen Ansichten teilen und unterstützen. Scheinbare "Zufälle" mehren sich.

Immer mehr Menschen beobachten in ihrem Leben ein auffälliges Phänomen: Situationen und Personen - auch solche, denen man eigentlich aus dem Weg gehen wollte - tauchen scheinbar zufällig und außerhalb jeder logisch erklärbaren Wahrscheinlichkeit auf. Gedanken scheinen in immer kürzerer Zeit reale Geschehnisse nahezu „heranzuziehen".
Hoffnungen, Wünsche, Zweifel, Befürchtungen, Ängste...
Alles scheint irgendwie immer deutlicher im Zusammenhang mit tatsächlichen Ereignissen zu stehen. Es ist, als würden wir bestimmte Situationen auf eine unerklärliche Weise selbst herbeiführen. Diese Ereignisse, für die unser Gefühl Zusammenhänge so deutlich spürt, dass es die Erklärung von Zufällen nicht gelten lässt, werden „Synchronizitäten" genannt. Unser Verstand kann diesen Mechanismus, der durch die, inzwischen auch in der äußeren Welt sichtbaren Veränderungen deutlich beschleunigt wird, einfacher verstehen, wenn wir um den Zusammenhang von Gedanken, Gefühlen, Energie, Ausstrahlung und Resonanz wissen.

Das hatte ich irgendwann irgendwo gelesen und es fiel mir wieder ein, als folgende kleine Episode geschah:

Ich führte ein Telefonat mit einer Kollegin. Sie fragte mich nach einem Flipchart, wo man so etwas kaufen könnte und was es kosten würde.
Ich nannte ihr einen entsprechenden Händler.
In dem Moment klingelte ihr anderes Telefon. Sie bat mich, einen Moment zu warten.
Ratet mal, wer angerufen hatte? Eine Angestellte von diesem Händler! Sie hätten derzeit Sonderangebote und meine Kollegin hat gleich das Flipchart bestellt.

12

Der rote Faden in meinem Leben -
Der Weg zu meiner Berufung

Habt Ihr schon einmal Stationen Eures Lebens angeschaut, die auf den ersten Blick hin nichts miteinander zu tun hatten, aber als Puzzle-Teile gesehen, dann doch irgendwie zusammengehört haben?

Ich möchte Euch heute meinen roten Faden, den Weg zu meiner Berufung, aufzeigen.
Zwei Dinge aus meiner Kindheit sind als erster Knotenpunkt meines roten Fadens erwähnenswert. Ich hatte eine zentrale Frage: „Wieso schau ich, ausgerechnet ich, aus mir heraus?" Keiner konnte mir diese Frage beantworten. Meine Mutter schüttelte jedes Mal verzweifelt den Kopf und bat mich, mit solchen Sachen aufzuhören. Das zweite waren meine Gedanken, wenn ich ein Flugzeug am Himmel sah: „Wenn ich jetzt denke, das Flugzeug explodiert, dann passiert das wirklich! Also schnell wegschauen und schnell an etwas anderes denken." – Die Macht der Gedanken.
Als Teenager vergisst man solche Dinge dann schnell wieder und so nimmt das Leben weiter seinen Lauf.

Schulende – Berufsanfang: Ich absolvierte eine Lehre als Biologielaborantin bei einem Pharmaunternehmen in der Medizinischen Forschung. Anschließend gerade so schön ans Berufsleben gewöhnt, traf mich Amors Pfeil. Labortiere und Laborgeräte wurden eingetauscht in Ehemann, Kinder und Kochtopf. - Nur-Hausfrau!
Heute sage ich, ich führte ein kleines Familienunternehmen. Die damalige Ölkrise machte es dann irgendwann notwendig, dass ich etwas Geld dazuverdiente.

In einer Maschinenfabrik arbeitete ich mich schnell in der Patentstelle ein und bekam schließlich den Posten der Chefsekretärin. Organisieren, Schreibmaschine schreiben war an der Tagesordnung.

Der Ehemann wurde zwischenzeitlich ausgetauscht und eine erneute Schwangerschaft setzte auch dieser Berufs-Karriere ein Ende.

Das Leben nahm nun künstlerische Formen an. Als Fotograf schoss der Mann Schwarz-Weiß-Bilder, saß stundenlang in seinem Fotolabor. Er fotografierte das Vergängliche, traurige verwelkte Sonnenblumen.
In meinem Ehrgeiz gepackt, den Wänden unseres Heims etwas mehr Farbe und Schönheit zu verleihen, fing ich an Aquarelle zu malen: schöne Blumen und Landschaften, die Freude ausstrahlten. Ausstellungen folgten.

Die Kreativität brachte mich dann zur Volkshochschule, wo ich Jahre als Kursleiterin und schließlich als Zweigstellenleiterin tätig sein konnte. Hier war wieder das Organisieren angesagt.

Der Erfolg kam, der Ehemann ging.

Ein Leitungswechsel an der Spitze der VHS vermieste mir die Freude an der Tätigkeit und ich kündigte. Zurück in den Beruf ging nicht, das war zu lange her, um hier wieder Anschluss zu finden und die Arbeitsmarktlage sah auch nicht rosig aus.
Was tun? Selbst ist die Frau! Ein eigenes Kursprogramm wurde auf die Beine gestellt. Wozu kennt man denn so viele Menschen, die eine besondere Begabung haben? Meine Malerei war nach wie vor mein zweites Standbein.

Es zeigte sich, dass die Seminare mit gesundheitlichen Inhalten die größte Nachfrage hatten, also nahm ich vermehrt solche in mein Programm auf.

Da wir alle wissen, dass es keine Zufälle gibt, nenne ich es jetzt einfach eine Fügung.
Das Bild, das meine Freundin in Auftrag gab, war fertig und ich wollte es ihr bringen. Sie lag damals mit einer Hüft-Operation im Krankenhaus und hatte sich einen multiresistenten Keim

eingefangen, der verhinderte, dass die OP-Wunde verheilte. Sämtliche Antibiotika-Gaben halfen nicht. Da bekam sie den Tipp, Bernd Laudenbach, den Cobimax-Initiator, anzurufen. Nach drei telefonischen Sitzungen war der Keim nicht mehr nachweisbar und die Wunde heilte langsam zu.

Um nun diese Methode „Cobimax" vorzustellen, lud der Ehemann meiner Freundin seine Bekannten und Bernd Laudenbach ein. Ich kam zum Vortrag dazu und verstand nichts, überhaupt nichts, was er da erzählte. So lernte ich Bernd Laudenbach kennen, den Menschen, der meinem Leben die entscheidende Wende geben sollte.
Sein Vortrag war für mich so spannend, dass ich ihn bat, innerhalb meiner Seminare Vorträge über seine Heilmethode zu halten, die dermaßen unglaublich klingt, aber überaus wirksam ist.

Seit vielen Jahren praktiziere ich nun selbst diese Methode mit viel Erfolg bei Mensch und Tier. Ich habe hiermit meine Berufung gefunden.

Den roten Faden in meinem Leben konnte ich erst spät feststellen: Das eigene Erkennen als geistiges Wesen, das frühe Wissen um die Macht der Gedanken, das Erlernen biologisch - medizinischer Zusammenhänge, das vielfältige Organisieren, die eigene Kreativität, verbunden mit heilerischen Komponenten und die Möglichkeit, den Menschen dieses Wissen erfahrbar zu machen und jetzt noch zusätzlich Menschen auf dem Weg zur Gesundheit zu begleiten.

Aber das war noch nicht alles!
Ist jemand von Euch schon einmal von einem Blitz getroffen worden?
Ich schon! Aber von einem Blitz aus heiterem Himmel, aus einem strahlend blauen Himmel, ohne eine einzige Wolke!
Es war auf dem Heimweg, ich stand an einer roten Ampel und überlegte, wie schon eine Weile vorher, hin und her, soll ich

oder soll ich nicht?

Es ging bei diesen Überlegungen darum, ob ich einen Termin bei Bernd Laudenbach, dem Initiator von Cobimax, der mentalen Kommunikations- und Therapiemethode vereinbaren sollte oder eben nicht, um eine Problematik in meinem Leben anzugehen.

In meinem Kopf ging dieses ständige Wechselspiel ab, bis mich plötzlich dieser Blitz traf. Er kam von links oben, etwa 10 cm breit in goldener Farbe und fuhr mit lautem Krachen in mich hinein.
Vor lauter Schreck trat ich aufs Gaspedal und überfuhr die rote Ampel! Im gleichen Augenblick hatte ich die Gewissheit, dass ich, zu Hause angekommen, als erste Amtshandlung den Telefonhörer in die Hand nehmen und den Termin vereinbaren musste.
Wer oder was hatte mir da die Entscheidung einfach abgenommen und mich sozusagen mit Vehemenz in mein weiteres spannende Leben katapultiert? Wer oder was lässt einen Blitz aus dem heiteren Himmel krachen?

Letztendlich brachte mich diese Entscheidung auf den Weg zur Arbeit mit COBIMAX, Organisation und Administration rund um COBIMAX, die mir sehr, sehr viel Freude bereitet.

Ich bin außerordentlich dankbar dafür, dass all diese Knotenpunkte, die, alleine für sich gesehen scheinbar nichts Gemeinsames beinhalten, mich zu meiner Berufung geführt haben. Ob dies jetzt das Endergebnis meiner Laufbahn ist, weiß ich nicht. Ich bin für alles, was da noch kommen mag, absolut offen.

COBIMAX, Communikations Biologische Matrix, die Arbeit mit dem Humanarchitekten

Gesundheit ist nicht alles, aber ohne Gesundheit ist alles nichts.

Wir Menschen verfügen über enorme innere Kräfte, die weit über das hinausgehen, was bislang von der Wissenschaft anerkannt wurde und die von den wenigsten bewusst genutzt werden. Unser Körper besitzt das Potenzial, sich auch von schweren Krankheiten selbst zu heilen, auch wenn die Schulmedizin das (noch) abstreitet.
Bereits in der Antike hat Hermes Trismegistos eine Reihe von Prinzipien formuliert, die beschreiben, wie unser Universum funktioniert. So heißt das 3. Hermetische Gesetz, das Prinzip der Schwingung, dass alles, was existiert, sich permanent in Schwingung befindet. (Kybalion)

Die aktuellen Erkenntnisse der Quantenphysik bestätigen das.

Da also alles um uns herum schwingt und Schwingungen sich im Raum ausbreiten, sendet jeder Gegenstand und jedes Lebewesen ständig Energien aus, die wir weder sehen noch hören können. Alles was in unserem Körper entsteht, auch Gedanken und Gefühle, besteht also aus Energiewellen, die alles um uns herum beeinflussen und von denen wir auch beeinflusst werden. Alles was existiert, folgt dem Prinzip von Resonanz und Schwingung.

Die dem Menschen innewohnenden geistigen Kräfte, seine Gedanken, können gezielt eingesetzt werden, um unsere Gesundheit zu stärken. Welchen Gedanken wir auch aussenden, er folgt dem Gesetz von Schwingung und Resonanz. Er verwirklicht sich früher oder später.
In der Physik finden wir den Begriff Resonanz in Zusammenhang mit Frequenz, Schwingungsfrequenz. So können wir gezielt auf unseren Körper Einfluss nehmen.

Unsere Gedanken und Gefühle erschaffen buchstäblich unsere Realität.

„So wie die Krankheit in unserem Körper steckt, ist auch die Lösung dafür in uns vorhanden!" Zitat von Bernd Laudenbach, Initiator COBIMAX.

COBIMAX ist ein Geschenk der Natur, das jedem Menschen in die Wiege gelegt wird. So besitzt also jeder Mensch von Geburt an die Fähigkeit durch Gedanken seinen Körper zu heilen.

Sehr früh schon im Leben macht der Mensch unterschiedlichste Erfahrungen. Da Menschen so konditioniert werden, jegliche Erfahrung emotional zu bewerten, sind es im Laufe des Erwachsenwerdens genau diese im Gehirn gespeicherten emotionalen Beurteilungen, die von der Fähigkeit, sich selbst zu heilen, wieder abtrennen.

Was seit Jahrtausenden von Naturvölkern praktiziert wird, um die Selbstheilungskräfte zu aktivieren, kann auch in unserer heutigen "zivilisierten" Welt angewendet werden.

Unsere Verbalsprache, wie wir sie nutzen, hat durch die Überbewertung des Intellekts dazu geführt, dass sich unser Ich-Bewusstsein zum eigenen Schaden von eigenen mächtigen, unterbewussten Verbindungen distanzierte und sogar auf Dauer davon trennte. Die Frage ist, wie erreichen wir die Gehirnareale und deren Bewusstseinsebenen, die dieses Potenzial der Selbstregulation bis hin zur Selbstheilung in sich tragen?

Bernd Laudenbach prüfte und hinterfragte konsequent den menschlichen Körper und die Psyche und erarbeitete so die Communikations-Biologische Matrix, kurz COBIMAX®.

COBIMAX baut die Verbindung zum alle Menschen umfassenden Kollektiv-Bewusstsein wieder auf: Dieses höhere Bewusstsein, das bei jedem Menschen im Kleinhirn sitzt, ist der tatsächliche HEILER, der bei allen „Cobimaximierungen" in Aktion tritt.

Die Vorgehensweise sei durch folgendes vereinfachte Beispiel veranschaulicht:
Ein Patient klagt über starke Schmerzen im Magenbereich, die ihn schon längere Zeit plagen. Diesen Symptomen entsprechend erfragt der Cobimax-Therapeut nun „Entzündungen"?! Handelt es sich nun bei den Beschwerden unseres Patienten tatsächlich um eine Magenschleimhautentzündung, so wird der Magen des Patienten innerhalb weniger Augenblicke mit sehr deutlichen Reaktionen wie z. B. Wärme, Krampfgefühl oder auch Schmerzen antworten.
Dies ist jetzt eine definitive Reaktion des Körpers, um die Entzündung sehr schnell abheilen zu lassen.

Wie ist das möglich?
Der Ursprung von allen Dingen ist einfach nur der Gedanke. Wenn der Gedanke eine Ideallösung für unseren Körper beinhaltet und so beschleunigt wird, dass er alle Kontrollen unseres Wachbewusstseins durchbricht, folgt der Körper, das Organ oder die Zelle diesem Vorschlag zwingend.

Selbst, wenn man sich dagegen wehren wollte, nimmt der Körper diesen Idealvorschlag, wie beispielsweise „ein gesund funktionierender Magen", voll an und korrigiert den kranken Zustand.

Hat man kein Problem mit z.B. dem Magen, erfolgt auch keinerlei Reaktion. Dadurch ist ein schadhafter Einfluss durch die COBIMAX® -Therapiemethode nicht möglich und dem Therapeuten können keine Fehler unterlaufen.

Durch die COBIMAX®- Methode, die als Zeitbeschleuniger unserer Gedanken diese Vorgänge nutzbringend anregt, hat man die Möglichkeit, alle körperlichen und emotionalen krankhaften Zustände zu korrigieren.

Durch das Resonanzprinzip lassen sich nun alle krankmachenden Erreger durch ihre eigene Frequenz eliminieren. Da z.B. Heilkräuter ebenfalls eine Schwingungsfrequenz haben, hat unser Körper die Möglichkeit, genau diese Frequenzen zu erzeugen und in uns wirksam werden zu lassen.

Hier erkennen wir nicht nur das Prinzip der Schwingung: „Nichts ist in Ruhe, alles bewegt sich, alles ist in Schwingung."° (Kybalion) sondern auch das Prinzip der Geistigkeit: „Das All ist Geist, das Universum ist geistig" (Kybalion)

Im Kybalion steht auch, dass derjenige, der das Prinzip der Schwingung versteht, das Zepter der Macht ergriffen hat.

Cobimax befähigt den Menschen dazu, diese universellen Gesetze leichter zu begreifen und sie verständnisvoll anzuwenden, anstatt alles dem Zufall zu überlassen.

In der Cobimax-Schule werden die Wege gelehrt, die ein forciertes Weiterentwickeln der eigenen Persönlichkeit, der Gesundheit und der Autonomie erleichtern. Selbstverständlich kann der Cobimax-Anwender dies auch für andere Menschen erreichen.
Der erfolgreiche Abschluss beschert jedem Teilnehmer äußerste Effizienz, indem Gehirnareale willentlich nutzbar gemacht werden, zu dem der Mensch bisher keinen direkten Zugang hatte. Er verbindet die Anwender mit grenzenlosem inneren Wissen und mit dem kollektiven menschlichen Bewusstsein.

Sehr viele Menschen haben mit Hilfe der COBIMAX® -

Therapiemethode ihr körperliches oder emotionales Wohlbefinden wieder erlangt.

Hier möchte ich auf einen hermetischen Grundsatz hinweisen, der auch als Gesetz der Anwendung bekannt ist:
Der Besitz von Wissen ist, wenn er nicht tätig zu Ausdruck und Wirkung kommt, wie das Horten wertvoller Metalle – eine zwecklose und unsinnige Sache. Wissen muss wie Reichtum einer Verwendung zugeführt werden... (Kybalion)

Ich danke an dieser Stelle Bernd Laudenbach, der seit vielen Jahren sein Wissen ständig anwendet, erweitert und mit seinen Lehrgangsteilnehmern teilt.

Mein Humanarchitekt

Nun bin ich eine Cobimax-Anwenderin. Nein, ich brauche keine Maschine, kein Gerät. Mein Großhirn ist einfach verbunden mit meinem Kleinhirn. Da ist gewissermaßen so etwas wie eine Telefonleitung gelegt worden, damit ich mit meinem Humanarchitekten kommunizieren kann.

Der Humanarchitekt ist die ganze Zeit schon da und passt auf mich auf. Mein Gedanke: „Oh, jetzt könnte ich platzen vor Wut", den mildert er ab, damit ich nicht platze. Dazu benötigt er ganz schön viel Energie, die ich anderweitig besser nutzen könnte. Aber meine Gedanken verselbständigen sich öfter mal.
Ansonsten achtet er meinen freien Willen. Hab ich Ärger in meinem Fokus, dann denkt er: „Ah, sie hat Ärger im Kopf, im Stirnlappen, sie liebt also Ärger. Na, dann soll sie ihn bekommen." Und schon kommt noch mehr Ärger von außen auf mich zu.
Der Humanarchitekt bringt alles in meine Realität, was ich im Stirnlappen halte. Er kennt weder gut noch böse, er unterscheidet nicht, er setzt einfach um. Das funktioniert bei jedem Menschen so.
Ich dachte früher, wenn ich ein „Cobimax" bin, dann schützt der Humanarchitekt mich automatisch vor allem Übel!
Das ist ein Irrtum, er respektiert meinen freien Willen.
Erst wenn ich ihm sage, dass ich etwas anders haben will, dann tritt er regulierend in Aktion. Deswegen die Telefonleitung von Großhirn zum Kleinhirn, in dem der Humanarchitekt sitzt.

Ich muss einfach nur den „unsichtbaren Telefonhörer" in die Hand nehmen und meine Vorstellung durchgeben.
Er braucht also einen gezielten Befehl oder eine gezielte Frage, laut, leise oder gedanklich, um zu agieren.

Wenn er allerdings der Meinung ist, meine Vorstellung würde mir mehr schaden als nutzen, dann ignoriert er meinen Befehl und setzt meine Vorstellung nicht um.

Wenn etwas reguliert wird, dann spüre ich das heftig. Mal bekomme ich eine Gähn-Attacke, ein anderes Mal kribbelt es am ganzen Körper.

Zum Umgang mit dem Humanarchitekten muss einiges beachtet werden.

Mit der Aktivierung haben wir sozusagen den Führerschein gemacht. Nun gilt es, Fahrpraxis zu erwerben.

Stellt Euch vor, wir sind das ganze Leben mit dem Dreirad unterwegs und nun sitzen wir in einem Rennwagen mit sehr sensiblen Pedalen.
Jeder zielgerichtete Gedanke ist ein Tritt auf's Gaspedal. Wenn wir stark bremsen, hängen wir mit dem Kopf an der Windschutzscheibe.
Achtsam und mit viel Respekt lässt sich dieses „Fahrzeug" gut steuern.
Im Internet unter www.cobimax.com schreibt Bernd Laudenbach, der den Zugang zum Humanarchitekten wieder herstellt, was wir alle beachten sollten.
COBIMAX wendet sich an Menschen,
    die bereit sind, Eigenverantwortung für Gesundheit,
        Fühlen, Denken und Handeln zu übernehmen,
    die Verbindungen zu inneren Realitäten und inneren
        Ursprüngen ihres Selbst hervorrufen möchten,
    die an Maßnahmen gegen die Versklavung des
        menschlichen Bewusstseins interessiert sind,
    die neugierig darauf sind, Unbekanntes für sich bekannt
        zu machen,
    die für sich selbst entscheiden wollen, welche Optionen
        für sie von Vorteil sind.

COBIMAX macht´s möglich: *„Erkenne dich selbst!"*

Welche Motivation steckt hinter meiner Arbeit mit Cobimax? Will ich mich überhaupt selbst kennen lernen? Da muss ich mir ja auch meine Schatten anschauen, meine Glaubenssätze, meine Überzeugungen, meine Konditionierungen, meine geheimgehaltenen Gedanken und Emotionen. Bin ich bereit, für mich selbst die volle Verantwortung zu übernehmen?

Erkenne ich die Macht und Größe bedingungslos an, die in mir steckt und mit dem Zugang zum Humanarchitekten aktiviert wird?
Die Erforschung des eigenen Körpers und der eigenen Psyche ist wie ein spannendes Abenteuer.

Oder überwiegt mein Helfersyndrom, dass ich diesen Zugang lieber nur bei anderen Menschen, Tieren und Pflanzen anwende?

Wer damit arbeiten will, kommt nicht umhin, auch bei sich selbst zu schauen und mit sich selbst zu arbeiten. Ein „Guru"-Verhalten lässt der Humanarchitekt nicht zu.

Spannende Fragen im Laufe meines Lebens

Wo kommen wir her?
Wer sind wir?
Habt Ihr Euch das auch schon einmal gefragt?
Mein Interesse daran besteht schon seit meiner Kindheit und bis vor kurzem sind mir viele Antworten nicht zugänglich gewesen.
Ich wollte es wissen und bin heute noch immer am Lesen und Recherchieren.

Wir alle kennen die Schöpfungsgeschichte aus der Bibel.
Am Anfang war das Wort und das Wort war bei Gott.
Und Gott sprach: Lasset uns Menschen machen, ein Bild, das uns gleich sei und er schuf einen Mann und eine Frau. Gott segnete sie und sprach zu ihnen: seid fruchtbar und mehret Euch.
So steht es im 1. Buch Mose. Im 2. Buch steht: und er nahm eine Rippe von Adam und machte daraus Eva.

Vor kurzem fiel mir das Buch *Der 12. Planet* von Zecharia Sitchin in die Hände.
Hier wird der Ursprung der Menschen ähnlich beschrieben, nur werden außerirdische Götter für unseren Ursprung herausgedeutet. Der Autor bezieht sich auf die Bibel und sumerische Texte und Bilder.

Ein zusätzlicher Planet in unserem Sonnensystem, Nibiru, ist der Heimatplanet der Anunnaki. In der Bibel werden sie auch Nefilim genannt. Ihre erste Landung auf der Erde ist ungefähr 450 000 Jahre her. Es heißt, dass die Nefilim Arbeitskräfte brauchten. Zu der Zeit gab es Affenmenschen, der Homo erectus. Die Anunnaki oder Nefilim kreuzten nun Affenmensch und Gott, es heißt in sumerischen Textstellen, indem sie ein Bild der Götter darauf banden. Somit sind wir eine Kreuzung zwischen Affenmenschen und Göttern. Der Homo sapiens war

erschaffen. Das war laut sumerischer Texte etwa vor 300 000 Jahren.
Darauf nun näher einzugehen, würde den Rahmen sprengen, obwohl es ein sehr interessanter Aspekt ist, weil wir ohne diesen Eingriff von der Evolution her zeitlich gesehen jetzt noch in Höhlen leben würden.

Gehen wir zurück zur Bibel, als Adam und Eva aus dem Paradies vertrieben wurden.
Was war die Erkenntnis, die beide erhielten?
War es etwa die Erkenntnis, dass sie Fähigkeiten hatten, die auch die Götter besaßen?
Was waren diese Fähigkeiten?

Gehen wir weiter zum *Weißen Buch* von Ramtha.
Hier steht, dass es sieben Zeitebenen gibt mit unterschiedlichen Frequenzen, von einer ganz schnell laufenden Zeit bis zur langsamsten Zeit hier auf unserer materiellen Ebene.
Am Anfang war das Wort, so steht es in der Bibel, aber bevor wir ein Wort aussprechen, ist zuerst ein Gedanke da. Am Anfang steht also der Gedanke. Der Anfang ist hier im Nullpunkt über der Ebene, in der schnell laufenden Zeit.

Jeder von uns baut durch seine Gedanken seinen Körper etwa 42 mal in der Sekunde neu auf.
Das heißt, dass jeder Gedanke sich über die sieben Zeitstufen heruntertransformiert, verlangsamt, bis er hier eine scheinbar feste Form annimmt, beispielsweise meinen Körper.

Übrigens ist das sehr gut beschrieben im Kybalion. Das Prinzip der Schwingung besagt: *Nichts ist in Ruhe, alles bewegt sich, alles ist in Schwingung.*

Das bedeutet, dass wir unsere Gesundheit und alles was in unserem Leben geschieht, in unseren Gedanken ändern können, indem wir einfach neue Gedanken denken, die dann

wiederum von einer schnellen Zeit aus verlangsamt werden und sich hier auf unserer langsamen Zeitebene auswirken.
Wir Cobimax-Anwender haben durch den Zugang zum Kleinhirnbewusstsein die Möglichkeit, einen Gedanken zu beschleunigen auf eine schnellere Zeitebene, der dann wieder hier auf der physikalischen Ebene zur Realität wird.

Fassen wir diese drei Recherchen zusammen, erhalten wir ein Gesamtbild unserer Schöpfung.
Der Körper eines Affenmenschen wird von den Nefilim oder Anunnaki so manipuliert, dass er Wesenszüge von den Göttern erhielt. Das steht in keinem Widerspruch zur Bibel. Lasset uns Menschen machen, ein Bild, das uns gleich sei.

Eva aß von der Frucht der Erkenntnis. Diese Gott-Menschen erkannten, dass sie aus Körper, Geist und Seele bestehen und ihre Gedankenkräfte nutzen können, wie die Götter.

Die heutige Quantenphysik zeigt die Rolle des Beobachters in unserer Welt, unsere Gedanken haben Einfluss auf alles.

Oder kann es sein, dass wir als Schöpfer uns selbst erschaffen haben?

Es gibt sicherlich noch viel mehr Hinweise auf unseren Ursprung. Die eben dargelegte Möglichkeit ist mein derzeitiger Favorit. Ich überlasse aber jedem einzelnen selbst, sich seine eigene Meinung zu bilden.

Gibt es ein Leben nach dem Tod?

Dies ist ein heikles Thema, Ihr seid aber wohl heikle und etwas andere Themen von mir gewöhnt.
Ein Leben nach dem Tod? Es gibt Menschen, die klinisch tot waren und berichteten, dass sie auf ein Licht zugegangen sind. Nun, das kann ich nicht nachvollziehen.

Andere glauben, wir sterben, dann ist alles vorbei, wir kommen in die Kiste, Deckel zu und das war´s dann. Auch das kann ich nicht nachvollziehen.
Im Prinzip traurig.

Wenn ich nun überall höre, dass unsere Einstellung und unsere Gedanken es sind, die unser Leben gestalten, dann müsste ich mir doch auch kreieren können, wie ein Leben nach dem Tod aussieht. Das kann ich mir doch dann genau so herrlich vorstellen, wie mein jetziges Leben hier auf der Erde.

Fakt ist: Wir wissen nicht, was nach unserem Sterben kommt.

Wir alle waren einmal im Leib unserer Mutter, wir sind auf die Welt gekommen und wir können uns an unser Leben vor der Geburt nicht mehr erinnern.

Jetzt fragen wir uns, gibt es ein Leben nach dem Tod?

Meinen physischen Körper kann ich ablegen wie abgetragene Kleidung, aber für mich ist das, was aus mir herausschaut, mein sogenannter Beobachter, unsterblich.

In der Cobimax-Schule habe ich gelernt, was nach unserem Ableben kommt und es gibt verschiedene Cobimax-Eingabebefehle, die genau auf dieses Thema abzielen.

Vergesst Eure Angst, hängt nicht fest an dieser materiellen Welt und geht voller Vertrauen weiter, ganz gleich was auch immer da auf uns wartet, es ist gut.

Ein Schwank aus meinem Leben

Ich bin ein Mensch, der gerne hilft. Wie weit geht meine Hilfe?

Vor Jahren habe ich aus Freundschaft die vorbereitende Buchführung für ein Geschäft erstellt.
Jahrelang, jeden Monat habe ich Einnahmebelege und Ausgabebelege gesammelt, geordnet, gebucht.
Es war jedes Mal eine unglaubliche Anstrengung für mich, den Inhaber des Geschäftes zu überzeugen, dass ich alle Unterlagen benötige. Er sammelte seine Belege nämlich in der Jackentasche, in der Schublade, im Aktenkoffer.
So fasste ich eines Tages den Entschluss, keine Arbeiten für ihn mehr zu erledigen und kurzerhand meinen Minijob zu kündigen.
Gesagt, getan. Endlich wieder Zeit für mich und keinen Ärger über Andere, die mich im Prinzip gar nichts angehen.

Nach einem Jahr klingelte das Telefon. Der besagte Geschäftsinhaber flötete:
Hallo Frau Friedrich, wie geht es Ihnen? - Na, der hatte sich aber für mein Befinden nie interessiert! Dann rückte er heraus mit der Sprache.

Er hatte einen Einbruch in seinem Geschäft und alle Unterlagen, die er in seinem Aktenkoffer hatte, waren verschwunden. Aber die Polizei hatte die Überreste verstreut in einem Waldstück wiedergefunden.

Nun galt es Ordnung in dieses Chaos zu bringen. Und da fiel ihm niemand anderes ein als ich. Zudem hatte er das ganze Jahr über keine Buchführung gemacht und hatte schon Mahnungen vom Finanzamt in der Tasche, eine Androhung zur Schätzung.

Ihr könnt Euch vorstellen, dass mein Mitleid mit ihm stieg und ich zusagte, ihm zu helfen, mal wieder die Feuerwehr zu spielen. Ach, bin ich ein guter Mensch!!!

Ich fuhr zu ihm, um die Überreste abzuholen, bei der Bank Ersatz-Kontoauszüge anzufordern und über mein Honorar zu sprechen. Ich war nicht gewillt, das unter meinem Wert zu machen. Er handelte nicht lange und sagte mir das Honorar zu. Ich freute mich riesig, dass ich es einmal geschafft hatte, für meinen Wert einzustehen und mir ordnungsgemäß meine Zeit bezahlen zu lassen.

Freudig ging ich, bepackt mit den Unterlagen, zu meinem Auto auf dem Parkplatz, stellte die Taschen in den Kofferraum und setzte mich in mein Auto.
Anschnallen, anlassen, Rückwärtsgang rein, in den Spiegel schauen, innen- und außen und zurückfahren - rumms! ! ! !

Erschrocken trat ich auf die Bremse. Da war doch hinter mir gar nichts gewesen. Ein Stein? Ein Pfosten?
Ich stieg aus und dann sah ich die Bescherung.
Hinter mir stand ein schwarzes Auto mitten auf dem Parkplatz. Ein Mann stieg aus. Ich rief ihm zu: „Wo kommen Sie denn her????"

Er schüttelte den Kopf: „Ich stehe die ganze Zeit schon da, ich habe den Inhaber des Geschäfts gebracht, er hatte eine Verabredung (ja, mit mir) und jetzt warte ich auf ihn.
Sie haben mich noch freundlich gegrüßt, mir zugelächelt, und ich dachte noch, was für eine nette Frau. Dann sind Sie ins Auto gestiegen und haben es angelassen und sind mit einem Schwung aus der Parklücke rausgefahren, dass ich dachte, o je, die hat mich doch gesehen!?"

Ich hatte seine Stoßstange abgerissen und das Auto vorne aufgeschlitzt, mein Auto hatte am Kotflügel einiges abbekommen.
Ich hatte das Auto nicht gesehen, es stand nicht da, als ich in den Rückspiegel schaute!!!

Die Kosten von dem anderen übernahm die Versicherung und der Schaden an meinem Auto belief sich auf genau die Summe, die ich als Honorar mir erlaubt hatte zu verlangen.
Zufall???

In dieser Geschichte greifen universelle Gesetze, zum Beispiel das Prinzip der Resonanz, der Entsprechung „... wie innen so außen..." (Kybalion).
In meinem tiefsten Inneren hatte ich wohl noch Zweifel, die gewünschte Entlohnung überhaupt zu verdienen.
Mein Mangel an Selbstwert kam deutlich zum Vorschein.

Meine Seele hat mich genau in diese Situation hinein geschubst, damit ich endlich die Glaubenssätze und Konditionierungen angehe, die mich noch ausbremsen.

Scheinbar hatte ich aber immer noch nicht begriffen, was mir mein Unterbewusstsein mitteilen wollte, da das nächste Erlebnis nicht lange auf sich warten ließ.

Mein Vater hatte mir ein Geldgeschenk gemacht, das ich zur Bank bringen wollte. Ich schaute nach meinem Geldbeutel, den ich beim Einkauf einige Stunden vorher noch hatte. Es fiel mir ein, dass ich ja mit Scheckkarte bezahlt hatte. Den Geldbeutel fand ich, aber die Scheckkarte war weg. Trotz intensiver Suche, auch im Mülleimer, blieb sie verschwunden.
Der Gedanke, gleich bei der Bank anzurufen und die Karte sperren zu lassen, kam kurz auf, aber da ich ja sowieso zur Bank wollte, verwarf ich ihn wieder.

Ich setzte mich in mein Auto, drehte den Zündschlüssel um.
Mein Auto gab keinen Mucks von sich. Noch einmal von vorne – nichts!

Ich stieg wieder aus und konnte es nicht fassen. So viele Hindernisse innerhalb kürzester Zeit! Das gibt's doch nicht.

Ich atmete drei Mal tief ein und aus und überlegte.
Dann rief ich meine Werkstatt an und schilderte mein Problem.

Eine halbe Stunde später wurde mein Auto abgeschleppt, die Batterie ließ sich nicht mehr aufladen.

Die Rechnung für die neue Batterie belief sich auf genau die Summe, die mein Vater mir schenkte und ich meinem Konto gutschreiben lassen wollte!

Mein Anruf bei der Bank wegen der verlorenen Scheckkarte verlief ganz reibungslos, ich bekam einfach eine neue Karte zugeschickt.

Der Satz: „Wie gewonnen, so zerronnen" kam mir in den Sinn und mit Hilfe meines Humanarchitekten konnte ich dieses destruktiv wirkende Sprichwort korrigieren. Solche Sätze sind es, die unser Leben erschweren, weil sie tief in unserem Gehirnkasten versteckt sind, aber trotzdem wirken.

Mein Befehl an meinen Humanarchitekten brachte mich auf den nächsten Knackpunkt:

Jedes Mal, wenn ich mich auf ein Vorhaben sehr freute, wurde es abgesagt und die Enttäuschung ließ meine Stimmung in den Keller fallen.

In einem ruhigen Moment fielen mir zwei Begebenheiten aus meiner Kindheit ein.
Ich war ein Kind, das Freude am Essen hatte. Mein Vater trieb da mit mir so manchen Schabernack. Beim Frühstück gab es weichgekochte Eier. Ich hatte mein Ei aufgegessen, Vater schob mir sein Frühstücksei über den Tisch mit den Worten: „Magst Du noch eins?" Freudig griff ich zu und musste begreifen, dass er seines auch schon ausgelöffelt hatte und mir das leere Ei umgestülpt anbot.
Eine weitere Episode, die mir in Erinnerung ist:

Meine Eltern und ich aßen im Lokal ein Eis. Als ich mein Eis aufgegessen hatte, fragte mein Vater: „Möchtest Du noch ein Eis?" Ich war damals etwa vier Jahre alt und nickte zustimmend mit dem Kopf. „Kriegst aber keins mehr!" war die Antwort meines Vaters.

Ich weiß, dass mein Vater mich nicht mit böser Absicht verulkt hat und auch nicht wusste, wie tief er mich damit verletzte.

Heute weiß ich, dass unser Gehirn alle diese Erlebnisse speichert und miteinander verbindet.

„*Vorfreude vernetzt mit Enttäuschung*" war die von mir ausgesendete Frequenz und auch dies konnte ich nach einigen Cobimax-Eingabe-Wiederholungen löschen und somit abhaken.

Heute bin ich in dem vollkommenen Vertrauen, wenn etwas nicht leicht in meinem Leben umzusetzen ist, etwas Besseres nachkommt.

Nichts geschieht aus Zufall

Im Kybalion steht: *Jede Ursache hat ihre Wirkung, jede Wirkung ihre Ursache, alles geschieht gesetzmäßig. Zufall ist nur der Name für ein unbekanntes Gesetz. Es gibt viele Ebenen der Ursächlichkeit, aber nichts entgeht dem Gesetz.*

In geselliger Runde sitzend, herrschte plötzlich Schweigen.
„Da bin ich ja selber schuld, wenn mir was Blödes passiert??? Das kann gar nicht sein!"

Wir sind ganz schnell bei der Hand mit Schuldzuweisungen, ohne auch nur einen Moment darüber nachzudenken, inwieweit wir dem, was wir gerade erleben, eine von uns gesetzte Ursache zubilligen. Es ist wesentlich einfacher, einem Anderen die Schuld in die Schuhe zu schieben.
Der Begriff *Schuld* ist in vielen Menschen noch tief verankert. Es geht nicht um Schuld.
Wichtig wäre hier eine Eigenverantwortung zu leben, die Verantwortung für sich und seine Erlebnisse selbst zu übernehmen.

Sprichwörter kamen uns in den Sinn.
„So wie es in den Wald ruft, so schallt es auch wieder heraus."
„Was Du nicht willst, dass man dir tu, das füg´ auch keinem anderen zu."

Als wir uns die entsprechenden Cobimax-Sätze eingaben, Schuld betreffend, spürte jeder Reaktionen im Körper, die auf eine Korrekturmaßnahme hinwiesen.
Der Satz: „Ich übernehme die volle Verantwortung für meine Gesundheit und mein Leben" ergab ebenfalls Reaktionen.

Ab sofort machte es richtig Spaß, erlebte Situationen zu analysieren, welche von mir gesetzte Ursache könnte da ihre Wirkung zeigen.

Angst und Panik

Wie Ihr wisst, arbeite ich mit Menschen, gleich welche Probleme sie haben, mit COBIMAX, der mentalen Therapieform zur Aktivierung ihrer Selbstheilungskräfte.
Heute möchte ich Euch von einem Fall erzählen.

Angst und Panik haben viele Gesichter, manche Menschen haben wirklich Grund dazu, andere schaukeln sich hoch, da wird eine Maus zum Elefanten. Aber beurteilt selbst, zu welcher Sorte meine Geschichte gehört.

Meine Klientin sitzt vor mir:
„Seit Wochen kann ich nachts nicht mehr schlafen, zucke bei jedem Geräusch zusammen, getraue mich kaum noch aus dem Haus und schaue dreimal, ob alle Türen und Fenster verriegelt sind."

Man sieht ihr die Angst an.
Auf meine Frage, wann diese Angst angefangen hat, erzählt sie mir folgende Geschichte:

„Es war im Herbst, Nebelschwaden zogen durch den Wald.
Die Luft war frisch und ich freute mich, wie jeden Samstag Nachmittag, durch das gefallene Laub auf dem Weg entlang der Berge zu stapfen. Keine Menschenseele war unterwegs.
So ab und zu flog ein Vogel hoch und ich schaute ihm nach. Es raschelte im Laub und eine kleine Maus wuselte den Hang hinauf.
In Gedanken versunken lief ich mal schneller, mal langsamer, gerade wie es zu meiner Stimmung passte.
Ich genoss die Stille, die manchmal von einem Eichelhäher unterbrochen wurde.

Plötzlich hörte ich hinter mir ein Rascheln, ein Schlurfen, so als käme jemand hinter mir her. Ich blieb stehen, drehte mich um, um denjenigen vorbei zu lassen, doch niemand war da.

Schnell ging ich weiter.
Es begegnete mir keine Menschenseele.
Da war es wieder, das Rascheln, das Schlurfen!!!!
Langsam stiegen mir die Nackenhaare hoch.
Könnte es sein, dass mir jemand folgte? Mich erschrecken wollte - oder sogar schlimmer?????
Panik stieg in mir hoch. Ich lief schneller und schneller. Die schlimmsten Gedanken stiegen in mir hoch. Angst machte sich breit.

Dann fasste ich allen Mut zusammen und blieb stehen und drehte mich ganz schnell um! Wieder war niemand zu sehen!
Ich lief so schnell ich konnte, den Weg weiter, immer lauschend und in der ständigen Erwartung, jetzt mit einem Knüppel einen Schlag auf den Kopf zu bekommen.

Mein Nacken verspannte sich total, mein Schädel fing an zu brummen und mein Herz schlug bis zum Hals. Ich konnte nicht mehr und verlangsamte mein Tempo.

Wieder war das Rascheln und Schlurfen hinter mir zu hören.
Ich war kurz vorm Schreien, als ich vor mir eine Gruppe Wanderer entdeckte, die mir entgegenkamen.
Erleichterung machte sich breit, der Körper entspannte sich und ich lief tapfer weiter.

Endlich auf dem Waldparkplatz angekommen, stieg ich schnell in mein Auto, verriegelte die Türen, startete und fuhr los, ohne mich umzuschauen.
Noch nächtelang träumte ich vom Verfolgtwerden und konnte im Traum nicht rennen.
Schweißgebadet wachte ich auf und konnte nicht mehr einschlafen. Eine schlimme Zeit!"

Dieses Erlebnis hatte zur Folge, dass meine Klientin diesen wunderschönen Weg nicht mehr alleine ging. Und nun hatte sich das ausgeweitet, dass sie nachts nicht mehr schlief.

Nach einigen Sitzungen fühlte sie sich freier, konnte wieder schlafen, ging aber nicht mehr alleine in den Wald.

Wochen später hatte ich Besuch von einem Freund, der mir folgendes Erlebnis erzählte:
„Es war Herbst, Nebelschwaden zogen durch den Wald.
Die Luft war frisch und ich freute mich, wie jeden Samstag Nachmittag, durch das gefallene Laub auf dem Weg entlang der Berge zu stapfen. Keine Menschenseele war unterwegs.
So ab und zu flog ein Vogel hoch und ich schaute ihm nach. Es raschelte im Laub und eine kleine Maus wuselte den Hang hinauf.

In Gedanken versunken lief ich mal schneller, mal langsamer, gerade wie es zu meiner Stimmung passte.
Ich genoss die Stille, die manchmal von einem Eichelhäher unterbrochen wurde.

Da sah ich vor mir eine Frau, die in die gleiche Richtung lief, wie ich. Ich beeilte mich, um sie zu überholen, aber als schien sie mein Vorhaben zu ahnen, legte sie einen Schritt zu. Jetzt war sie mir zu schnell und ich lief wieder langsamer.

Sie verschwand hinter der Wegbiegung und ich überlegte, wie ich sie am besten überholen könnte.

Wieder lief ich schneller, aber sie schien jedes Mal meine Gedanken zu erahnen und lief ihrerseits wieder schneller.
Meine Überlegungen gingen soweit, dass ich fragte, wer um alles in der Welt kann Gedanken lesen??? Gibt es das wirklich? Mir wurde richtig mulmig im Bauch.

Nach einigen Anstrengungen, schneller zu sein als sie, gab ich es schließlich auf und sah dann, wie sie in einem Auto davonfuhr."
Soweit seine Geschichte.
Ich werde die beiden miteinander bekannt machen ...

Die Angst vor Unbekanntem war das Hauptthema bei meiner Klientin und nach einigen Cobimax-Sitzungen konnten wir die chemische und elektrische Gefühlsgenerierung an allen Stellen korrigieren, die durch diese Emotion geschädigt waren und die Verknüpfungen im Gehirn löschen.

Destruktive Gedanken erzeugen eine destruktive Realität

„Oh, was ist die Welt so schrecklich. Das Leben meint es mit mir derzeit nicht gut!

Ihr könnt Euch gar nicht vorstellen, was ich heute Schlimmes erlebt habe. Es hätte ja noch schlimmer kommen können. Aber so hat es mir schon gereicht.

Stellt Euch vor, ich fahre heute in die Stadt.
Angefangen hat's schon, als ich rückwärts aus der Einfahrt rausgefahren bin, da ist doch direkt einer durch die Straße gesaust. Der hatte vielleicht ein Tempo drauf.
So ein Blödmann, der kann doch sehen, dass ich da rausfahre und hätte langsam machen können!

Nun, angefangen hat dieser Tag ja eigentlich schon viel früher mit Stress.
Der Wecker hat nicht geklingelt und ich hab verschlafen. Da aber mein Sohn ein Vorstellungsgespräch hatte, mussten wir ja pünktlich sein. Ich hab ihn schnell geweckt und bin dann selber ins Bad.
Da ist mir doch das Zahnputzglas aus der Hand gerutscht und auf den Fliesen in tausend Scherben zerbrochen. Na toll, ich hab's schnell weggefegt und mich angezogen.
Mein Gott, hat der Bursche getrödelt. Nu mach mal, wir müssen fort. *„Ja, Mutter, mach dich locker!!!"*
Der hat gut reden. Ich muss ihn schließlich hinfahren.
Also, wir rein ins Auto und fort, mit der Unterbrechung von dem Blödmann, der da unsere Straße entlang gesaust ist.

Und nix wie auf die Autobahn, da geht's schneller.
Kurz nach der Autobahnausfahrt: Stau. Na das hatte mir noch gefehlt.

Wir stehen und stehen, ich wurde schon ganz nervös. Nun macht schon, Ihr lahmen......, ich sag's jetzt nicht.

Mein Gott, seid Ihr heut alle bescheuert? Ich muss fahren, mein Sohn hat doch ein Vorstellungsgespräch!!!!
Der bleibt cool. *„Mach dich locker, Mutter"*, kommt da nur.
Ja, die Jugend von heut hat überhaupt kein Verantwortungsgefühl. Die taugt einfach nichts mehr. Ja früher, da war noch Zucht und Ordnung. Mein Vater hätte mir eine Ohrfeige verpasst, wenn ich das zu meiner Mutter gesagt hätte. Aber der Bursch ist jetzt schon so groß, dem kann ich doch keine mehr scheuern.

Mit einem Mal tut´s einen fürchterlichen Schlag, ich bin fast mit dem Kopf an die Windschutzscheibe gestoßen. Da ist mir doch so ein ... ich sag´s jetzt wieder nicht, aufs Auto drauf gefahren!!!!
Und schiebt mich auf meinen Vordermann!

Jetzt erzähl ich nicht mehr weiter. Mein schönes Auto!!!!!!
Schrott. Und der sagt noch, ich wär dran schuld gewesen, ich hätte ja meine Warnblinkanlage anmachen oder wenigstens auf die Bremse treten können, dass er mich sieht!

Das war so ein schrecklicher Tag!"

Die Bekannte saß in unserer Gruppe, wie ein Häufchen Elend. „Wieso passieren mir immer solche schrecklichen Dinge?"

Glaubt Ihr im Ernst, solche Geschichten passieren aus reinem Zufall? Geht mit mir das alles mal durch. Diese Geschichte ist durch und durch von Negativität geprägt. Diese negativen Aussagen! Jeder andere ist an den Ereignissen schuld, nur derjenige hat scheinbar nichts damit zu tun, der es erlebt.

Wir versuchten dann, ihr ein konstruktives Bild zu vermitteln:

„Ich kreiere meinen Tag auf eine Weise, dass das Leben Freude macht.
Abends, bevor ich schlafen gehe und am nächsten Tag einen

Termin habe, stelle ich mir eine Uhr mit der Zeit vor, zu der ich aufwachen möchte.
Meistens werde ich fünf Minuten vor der Zeit wach und strecke mich und überlege, was steht heute an?
Ah ja, ich habe ja gestern Abend noch alles für heute früh zusammengestellt. Mein Sohn rumort auch schon in seinem Zimmer herum.
Wir wollen heute gemeinsam fahren, er hat ein Vorstellungsgespräch und ich möchte bei dieser Gelegenheit gleich ein paar Einkäufe erledigen. Wir fahren die Landstraße, wie immer. Der Verkehr unterwegs fließt."

Erkennt Ihr den Unterschied?
Jeder von uns hat die Möglichkeit, mit seinen eigenen Gedanken, seinen eigenen Vorstellungen und Erwartungen jeden einzelnen Tag neu zu gestalten. Ihr habt es zum größten Teil selbst in der Hand, angenehme oder chaotische Tage zu erleben. Habt Ihr chaotische Vorstellungen oder erwartet Ihr sogar schon, dass etwas chaotisch wird - dann wird es auch chaotisch.

Erwartet und stellt Euch harmonische Tage vor, dann erhaltet Ihr auch harmonische Tage.
Die Außenwelt antwortet nur auf Eure innere Überzeugung.
Probiert es einfach aus.
Diese Art und Weise zu denken ist überaus hilfreich im alltäglichen Leben.

Auch hier ist das Prinzip der Resonanz in Aktion.

Wenn das Kind bereits in den Brunnen gefallen ist und die täglichen Erlebnisse auffallend destruktiv sind, können wir mit der Communikations-Biologischen Matrix (Cobimax) eingreifen und diese realitätsbildenden Mechanismen verändern.

Blickwinkel

Eine Reise in die Schweiz bescherte mir neue Einsichten.
Ich sehe etwas, es stellt sich mir dar und ich bin der Meinung, dass ich richtig sehe und denke.
Weit gefehlt, es kommt immer darauf an, aus welchem Blickwinkel ich es betrachte.

Aber nun zu meiner Geschichte.

Der Bodensee war in rotes Abendlicht getaucht und die Sonne ging langsam unter. Irgendetwas stimmte aber nicht. Die Sonne ging im Osten unter! Wie konnte das sein?
Ich überlegte, in meiner Erinnerung ist Österreich auf der anderen Seite des Sees, wir sind in der Schweiz, also im Westen des Bodensees und Österreich liegt im Osten des Sees.

Und nun ging die Sonne im Osten unter!!!

In meinem Verwirrtsein fragte ich Bernd um Aufklärung. Der meinte dann mit Augenzwinkern: Da hatten wir wohl einen Polsprung!
Selbst auf der Landkarte konnte ich meinen Irrtum nicht ausräumen, ich bekam es einfach in meinem Kopf nicht gedreht.
Erst ein Blick auf eine Deutschlandkarte zeigte mir die Lage des Bodensees aus der Vogelperspektive und ich erkannte meinen Denkfehler. Aus meinem Zimmer blickte ich direkt nach Westen. Es war beruhigend, das endlich erkannt zu haben.

Aber die Tage in der Schweiz hatten es in sich.
Mein Zimmer lag im 2. Stock. Die Treppe nach unten hatte eine Decke, die aussah, wie eine auf den Kopf gestellte Treppe. Es erinnerte mich an die Bilder von Escher. Ich zerbrach mir den Kopf, wieso diese Decke so aussah, konnte

mir keinen Reim darauf machen und fragte wiederum Bernd. Der schaute mich ungläubig an, konnte nicht fassen, was mit mir los war.
Er nahm mich an der Hand, zog mich zwei Schritte nach rechts und zeigte mir hinter einer Wand den Aufgang zum 3. Stock. Das war des Rätsels Lösung.

Ja, es kommt wirklich immer auf den Blickwinkel an.

Ein Blumenstrauß, seitlich rechts rote Blumen, seitlich links blaue Blumen, hinten gelbe Blumen, vorne lila Blumen, in der Mitte weiße Blumen.
Auf die Frage, welche Farbe mein Blumenstrauß hat, antworteten die Personen auf der rechten Seite : Rot! Die auf der linken Seite sahen nur die blauen Blumen. Die vor mir sahen nur die lila Blumen.
Meine Frage, ob denn auch gelbe und weiße Blumen in meinem Strauß wären, wurde von allen verneint.

So haben wir alle gelernt, dass jeder aus seinem Blickwinkel etwas richtig sieht.
Wenn wir bereit sind, eine andere Sichtweise einzunehmen, können wir erkennen, dass es viele Facetten einer Sache gibt, die ebenfalls gültig sind.

Manchmal ist es wichtig, sich von seiner vorgefassten Meinung zu lösen und andere Möglichkeiten in Betracht zu ziehen.

Ich habe jedenfalls meine Lektion auf dieser Reise gelernt, auch wenn Bernd mich heute noch gerne mit den Geschichten neckt: Inge und der Polsprung!!!

Hokuspokus-Erlebnis

Vor vielen Jahren, als ich noch keinen Anschluss an meinen Humanarchitekten hatte, litt ich an einer langjährigen Hautentzündung am linken Kinnbereich. Alle klassischen Behandlungen waren erfolglos. Erst als ich Bernd Laudenbach kennenlernte und drei Sitzungen bei ihm absolvierte, verschwand die Hautentzündung und ist bis zum heutigen Tag nicht mehr aufgetaucht.

Das Verwunderliche war, dass einen Tag nach der letzten Sitzung meine Mutter eine Hautentzündung an ihrem rechten Kinn hatte, die aber am nächsten Tag wieder abgeheilt war.
Wir waren beide sehr erschrocken: Was ist das für ein Hokuspokus, den Bernd da betreibt?
Auf meine Rückfrage erklärte er mir, dass ich wohl aufgrund einer starken biologischen Verbindung mit meiner Mutter die ganze Zeit ihre Problematik getragen hätte.
Es gibt viele Menschen, die noch im fortgeschrittenen Alter mit diesem Problem behaftet sind.

Heute haben wir das Cobimax-Programm „Post-Fetal-Gravitationierung", welches genau diese pathologische Mutterverbindung nach der Geburt auflöst.
Mehr dazu steht in unserem Taschenbuch „ConnectDoor – Zugang zur nächsten Dimension: Rund um Bakterien, Viren & Co."

Aufklärung

So manch einer hat einfach Angst vor Dingen, die er nicht kennt, die er nicht versteht oder die ihm unheimlich vorkommen.

Alles, was unter dem Aspekt „Geister" und ähnlich zu finden ist, machte einer Freundin panische Angst. So vermieden wir beim Kaffeeklatsch derartige Themen, obwohl es uns sehr interessierte.

Meine Freundin wusste, dass ich eine Cobimax-Anwenderin bin und konsultierte mich ab und zu.

An einem Sonntagnachmittag klingelte es und die Freundin stand mit ihrem Mann vor der Haustür.
Sie nahm mich zur Seite und bat mich, etwas gegen ihre Kopfschmerzen zu tun. Ihr Mann durfte das aber nicht wissen.
Sie erzählte mir, dass sie gerade vom Friedhof kamen.

Da in der Praxis sehr häufig vorkommt, dass jemand eine „Besetzung" hat, schrieb ich ihr ein Cobimax-Kärtchen mit dem Begriff „Infrarot", gemeint war natürlich eine Infrarotwesenheit, ein Verstorbener, der sich an einen lebenden Menschen heftet.

Das konnte ich ihr aber nicht sagen, weil sonst ihre Ängste wieder hochgekommen wären.

Sie nahm das Kärtchen und ging mit ihrem Mann nach Hause.

Am nächsten Tag erhielt ich von ihr einen Anruf. Überglücklich teilte sie mir mit, dass das Kärtchen sofort geholfen hätte und die Kopfschmerzen sofort verschwunden sind.
Das Allerschönste sei, dass ihr Mann jetzt im Keller Laminat verlegte und dann eine Infrarotkabine kauft, dann braucht sie keine Cobimax-Karten mehr.

In meiner Phantasie sah ich auf jedem Friedhof neben dem Klohäuschen eine Infrarotkabine stehen.
Ob die da aber etwas nützt? Ich könnte mir vorstellen, dass die Geister sich vielleicht kaputt lachen!

Ja, so kommt´s, wenn der Mensch nicht weiß, was sich hinter meinen Cobimax-Abfragen verbirgt.
Hätte ich sie aufklären sollen?

Ich und Wir

Paul Ray, Anthropologe und Soziologe beschreibt Erwachen als klares Sehen, dass es keine Einzel-Ich gibt und dass es nur Einheit gibt.

Erwachen ist, im tiefsten Kern zu erfassen, dass es ein Getrenntsein nie gegeben hat und es daher eine Illusion ist. Jeder Versuch, Erwachen durch Eigenwillen und Anstrengung zu erfahren, verstärkt den Glauben, dass es ein Ich gibt, das dies erarbeiten könnte. Dies kann ein großes Hindernis sein für das gottgegebene Erwachen.

Auch in unserem Umfeld sind schon viele Menschen auf diese Art und Weise tätig, nicht mehr zu kämpfen, zu konkurrieren, sondern in einem unterstützenden Miteinander zum Wohle aller und zum Wohle des ganzen Planeten zu leben und zu arbeiten, in vielen Bereichen.

Versucht einmal, Euren Blick weg von dem vermeintlichen Lebenskampf zu lenken, hin auf das, was Euch Freude macht und übernehmt die Verantwortung für Euer Tun.
Ihr werdet sehen, es kommt Frieden und Leichtigkeit in Euer Leben.

Mein Humanarchitekt zeigt, dass es keine Einzel-Ich gibt und dass es nur Einheit gibt. Somit habe ich mit Zugang zu meinem eigenen Humanarchitekten auch Zugang zu jedem anderen Menschen und der Natur.

Unser Wachbewusstsein mit Sitz im Großhirn nimmt jede einzelne seiner Billionen Körperzellen als eine Einheit wahr und steuert diese. Es hält den Körper zusammen. Nur durch das friedliche Zusammenspiel aller Körperzellen geht es uns gut.

Das Kleinhirnbewusstsein, auch Humanarchitekt, Schwarmbewusstsein, Gruppenbewusstsein Mensch oder Unterbewusstsein genannt, sieht jeden Menschen als eine Zelle seines Gesamtkörpers.
Menschen bekriegen sich, weil ihnen dies nicht bewusst ist.
Sie bekriegen sich selbst!

Es gibt nur Einheit!

Entscheidung

Cobimax nutzt das blaue Licht (UV-Licht) in den Mikrotubuli, um Verbesserungen zu erzielen. Wenn wir zum Beispiel den Namen eines Erregers kennen, können wir ihn mit seiner eigenen Frequenz eliminieren

In Grimms Märchen „Rumpelstilzchen" heißt es: Ach wie gut, dass niemand weiß, dass ich Rumpelstilzchen heiß. Rumpelstilzchen schaltete sich selbst aus, als es seinen Namen hörte.
So nenne ich die Methode Cobimax auch „Rumpelstilzchen-Methode".

Vor einiger Zeit haben wir einen kleinen Zauberer ins Internet gesetzt unter www.connectdoor.de. Hier könnt Ihr selbst ausprobieren, wie sich Korrekturmaßnahmen mit der Kommunikations- und Therapiemethode Cobimax anfühlen.

Das Märchen „ Das blaue Licht", ebenfalls von den Gebrüdern Grimm, erzählt von einem blauen Licht, mit dem ausgesprochene Wünsche in Erfüllung gehen.

Nun dürft Ihr selbst entscheiden, ob meine Ausführungen Märchen sind oder etwa doch der Wahrheit entsprechen.
Falls sie doch der Wahrheit entsprechen, möchte ich noch folgenden Hinweis geben:

Bitte beachtet, dass Cobimax und die hier verfügbaren Informationen keinen Ersatz für die Beratung oder die Behandlung durch medizinisches Fachpersonal wie Ärzten oder Heilpraktikern darstellen.

Zum Abschluss habe ich für Euch ebenfalls ein Märchen geschrieben.
Viel Spaß beim Lesen!

Der Zauberer Cobi Maximus

Ein wahres Märchen für Jung und Alt

Im tiefen Wald, nahe bei den Räubern, lebt der Zauberer Cobi Maximus.
Den ganzen Tag verbringt er damit, neue Zaubersprüche herauszufinden, die den Menschen helfen können, wieder zurück zu ihrem normalen Gesundheitszustand zu gelangen.
Sehr oft machen sich die Menschen auf den Weg zu ihm, meistens erst dann, wenn sie nicht mehr weiter wissen.
Eines Tages machte sich ein kleines Mädchen auf den Weg zu ihm, weil es so schrecklich viele Pickel im Gesicht hatte, dass es sich schämte, unter Leute zu gehen.
Der Zauberer Cobi Maximus schaute es mit seinen großen blauen Augen an und fragte, was denn da die Ursache wohl wäre.
Mit flinker Hand schrieb er ein paar Symbolzeichen auf ein Stück Leder und reichte es dem Mädchen.

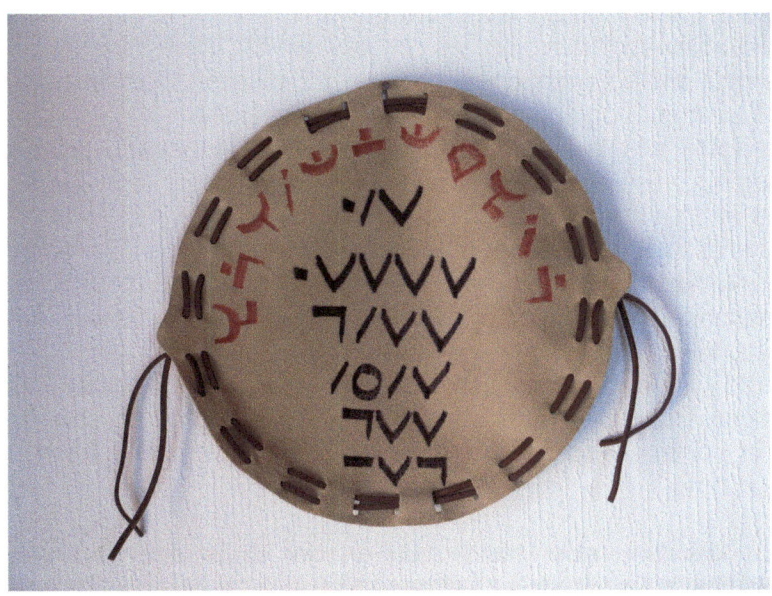

Dem Mädchen wurde ganz heiß ums Herz und einen Moment war es, als würde es schwere Säcke auf den Schultern tragen. Dann war dieses Empfinden auch schon wieder vorbei.
Der Zauberer Cobi Maximus schrieb erneut einige Symbolzeichen auf ein Stück Leder, und siehe da, wiederum erschien es dem Mädchen, als würden tausend Ameisen über seinen Körper laufen. Auch dies war nur von kurzer Dauer.
Nach einigen solcher „Abfragen" durfte das Mädchen wieder nach Hause gehen. Die Lederstücke nahm es mit und schaute sie jeden Tag aufs Neue an.
Einige Zeit später waren alle Pickel verschwunden, das Mädchen war glücklich.
Es machte sich erneut auf den Weg in den tiefen Wald zu dem Zauberer Cobi Maximus, um ihm zu danken. Erfreut sah dieser, dass das Mädchen mit Hilfe seiner Zauberzeichen wieder gesund war und bot ihm an, eine Weile bei ihm als Zauberlehrling zu bleiben. Er lehrte das Mädchen, wie es Zaubersprüche formulieren kann, wie sie angewendet werden und erklärte ihm auch, wodurch der Zauber wirkt. Und alsbald konnte das Mädchen selbst zaubern.
Voller Dankbarkeit zog es in die weite Welt hinaus und erzählte vielen Menschen von dem Zauberer Cobi Maximus und konnte auch selbst vielen Menschen helfen.
Es kam, wie es kommen musste. Die Menschen wurden neugierig, wie einfach es doch war, wieder gesund zu werden und wollten ebenfalls zaubern lernen.
So entschied der Zauberer Cobi Maximus, jeden Menschen, der wirklich von ganzem Herzen gesund sein und der Menschheit helfen wollte, als Zauberlehrling aufzunehmen und auszubilden.
Heute gibt es auf der ganzen Welt viele vom Zauberer Cobi Maximus ausgebildete Zauberer und Zauberinnen, die mit Hilfe seiner Zaubersprüche Gutes tun an Mensch, Tier und Pflanzen.

Das Mädchen aber bleibt treu an der Seite des Zauberers Cobi Maximus bis an ihr Lebensende.

Buchempfehlungen

Das Original Kybalion, Die 7 hermetischen Gesetze
ISBN 978-3-937393-17-2

ConnectDoor-Serie
mit cobimaximierten Bildern :
Zugang zu einer anderen Dimension:
Die Macht der Gefühle
ISBN 978-3-7357-8011-9

Zugang zur nächsten Dimension:
Rund um Bakterien, Viren & Co.
ISBN 978-3-7347-3244-7

Zugang zu einer weiteren Dimension:
Stress minimieren – Erfolg maximieren
ISBN 978-3-7347-7381-5

Zugang zu außergewöhnlichen Dimensionen:
Von geschmeidig über echt schräg zu voll krass
ISBN 978-3-7386-1740-5

Kontakt
COBIMAX, Inge Friedrich
Hähnleiner Str. 4
64673 Zwingenberg
Tel. 06251 984331
E-Mail: inge.friedrich@cobimax.com
www.cobimax.com
www.connectdoor.de
www.inge-friedrich.de

Die Autorin

Inge Friedrich, (Jahrgang 1947) ursprünglich tätig in der medizinischen Forschung eines Pharma-Unternehmens, lernte Bernd Laudenbach und seine Kommunikations- und Therapiemethode Communikations-Biologische Matrix COBIMAX im Jahr 2003 kennen.

Durch die verblüffenden Ergebnisse von COBIMAX, auch bei Austherapierten, wurde ihr Forschergeist geweckt und sie veranstaltete Vorträge und Ausstellungen mit Bernd Laudenbach.

Anfang 2005 erhielt sie die Möglichkeit, eine Ausbildung bei Bernd Laudenbach zu absolvieren, um dann selbstständig als COBIMAX-Beraterin zu arbeiten.
Neben der COBIMAX-Beratung und den administrativen Aufgaben hält sie Vorträge und Workshops und begleitet Bernd Laudenbach bei seinen Lehrgängen zur autorisierten Nutzung von COBIMAX.